LABORWERTE

Pocket-Guide

extra kompakt - leicht verständlich

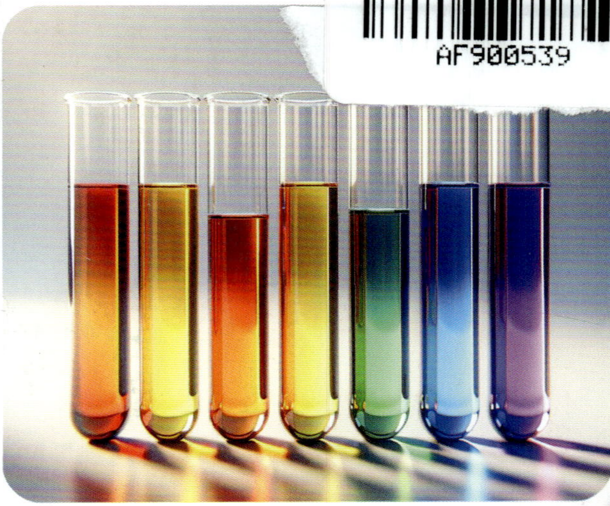

- 56 Laborwerte
- 18 Tumormarker
- 9 wichtige Vitamine
- Kleines Blutbild
- Großes Blutbild
- Blutgase

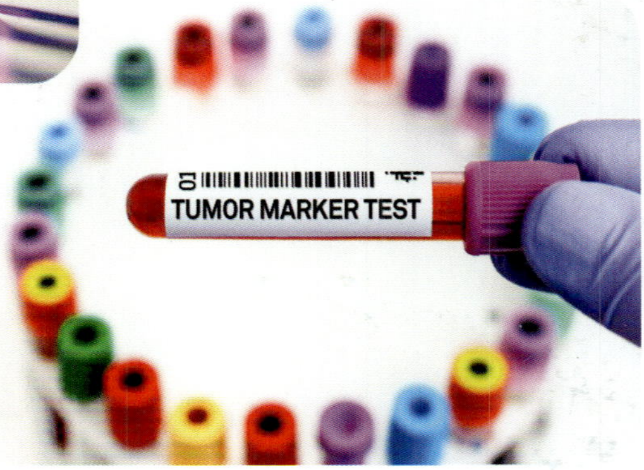

- Schilddrüsen-Hormone
- Blutsenkungs-geschwindigkeit (BSG)

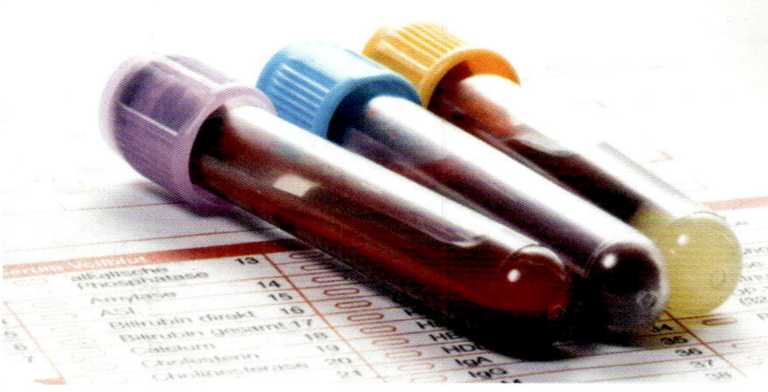

VERLAG HAWELKA

9 783869 574004
ISBN: 978-3-86957-400-4

Hawelka Verlag

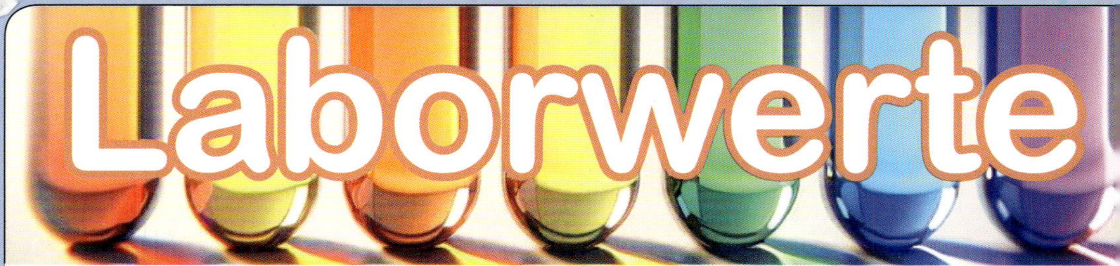

Information: alle hier aufgeführten Referenzwerte, beziehen sich auf Erwachsene & können sich von Labor zu Labor (je nach Messverfahren) unterscheide

Abk.	Blutwert	Funktion	Normalwert (Männer)	Normalwert (Frauen)	Wann werden zu niedrige Werte gemessen?	Wann werden erhöh Werte gemessen?
ALB	Albumin	Transportprotein, das von der Leber produziert wird	3,5 - 5,2 g/dl	3,5 - 5,2 g/dl	Lebererkrankungen, Entzündungen, Ödeme, Eiweißmangel-Ernährung	Dehydration, Lebererkrankungen Nierenprobleme
AP	Alkalische Phosphatase	Knochen- und Leberfunktion	40 - 129 U/l	35 - 104 U/l	Hyporthyreose, Eiweißmangel-Ernährung	Knochen-, Leber- o Gallenwegs-Erkran Hyperthyreose
AMY	Amylase	Verdauung von Kohlenhydraten	bis 110 U/l	bis 110 U/l		Pankreatitis, Pankre astumore, Gallensta Niereninsuffizienz
BIL	Bilirubin gesamt	Entsteht beim Hämoglobinabbau, Abbauprodukt des roten Blutfarbstoffes	0,1 - 1,2 mg/dl	0,1 - 1,2 mg/dl		Hepatitis, Leberzirrhose, Gallenstau
BUN	Harnstoff	Stickstoff-abfallprodukt	17 - 43 mg/dl	17 - 43 mg/dl	Schwere Lebererkrankung, Eiweißmangel	Nierenerkrankung, Dehydration, eiweiß reiche Ernährung
BZ	Blutzucker	Energieversorgung der Zellen	70 - 100 mg/dl (**nüchtern**) <140 mg/dl (**2 Std. nach dem Essen**)	70 - 100 mg/dl (**nüchtern**) <140 mg/dl (**2 Std. nach dem Essen**)	z.B. Folgen einer Diabetes Behandlung (Überdosier. v. Insulin), Lebererkrankung, Bauchspeicheldrüsen-Erkrankungen	Diabetes, Pankreatitis, Pankreas Tumor, Tumor der Nebenniere
Ca	Kalzium (Calcium)	Knochenstoffwechsel, Blutgerinnung, Nerven- und Muskelaktivität	8,6-10,2 mg/dl alternativ 2,02 - 2,60 mmol/l	8,6-10,2 mg/dl alternativ 2,02 - 2,60 mmol/l	Hypothyreose, Rachitis, Niereninsuffizienz, Azidose, Nephrotisches Syndrom, Bluteiweißmangel, Cushing-Syndrom, verschiedene Medikamente	Hyperthyreose, Nebenniereninsuffizier Brustkrebs, Lungen krebs, Prostatakreb Knochenkrebs, Östrogenmangel
CEA	Carcinoembryonales Antigen	Eiweiß (Protein), das auf Krebserkrankungen hinweisen <u>kann</u>	bis 2,5 µg/l <u>Raucher</u> bis 5 µg/l	bis 2,5 µg/l <u>Raucher</u> bis 5 µg/l	**Zu hohe Werte:** Krebs des/der: Darms, Lunge, Brust, Bauchspeicheldrüse, Schilddrüsen, Nieren- und Blasenkarzinom; Karzinome des HNO Bereich	
CHE	Cholinesterase	Enzym der Leber, dient als Indikator für die Syntheseleistung und Funktionsfähigkeit der Leber	4,600 - 12,900 U/l	4,300 - 11,500 U/l	Leberzirrhose, chron. Leberstauung, Lebertumore, akute Vergiftung, Mangel an Vitaminen od. Nährstoffen wie z.B. Folsäure od. Vit. K, Einnahme bestimmter Medikamente wie z.B.: Hormone, Muskelentspannungsmittel, Bronchodilatatoren, Betablocker u.v.m.	Diabetes mellitus, koronare Herzkrank heit, nephrotisches Syndrom, Fettleber, alkoholtox. Hepatop thie, Hyperthyreose Hyperlipidoproteinämie Typ IV
CHOL	Cholesterin (gesamt)	An Herstellung von Hormonen u. Vit. D beteiligt, wird für die Bildung v. Gallesäure benötigt, ist an versch. Stoffwechselvorgängen beteiligt	<200 mg/dl **altern.** 5,17 mmol/l	<200 mg/dl **altern.** 5,17 mmol/l	Schwere Leberschädigung, Mangelernährung, Schilddrüsen Überfunktion	Fettreiche Nahrung, mang. Bewegung, Nierenerkrankungen Lebererkrankungen Übergewicht, Schild drüsenunterfunktion
Cl	Chlorid	Reguliert den Säure-Basen-Haushalt und Wasserhaushalt	96 - 110 mmol/L	96 - 110 mmol/L	Erbrechen, Pat. mit Magensonde, harntreibende Medikamente, Stoffwechselerkrankungen	Nierenversagen, Übersäuerung des Körpers, Hyperventilation

Abk.	Blutwert	Funktion	Normalwert (Männer)	Normalwert (Frauen)	Wann werden zu niedrige Werte gemessen?	Wann werden erhöhte Werte gemessen?
MCH	Mittleres korpuskuläres Hämoglobin	Mittlerer (durchschnittlicher) Hämoglobingehalt des „einzelnen" roten Blutkörperchen	27 - 33 pg	27 - 33 pg	**Zu niedrige Werte:** Eisenmangel, Anämie, Menstruation **Zu hohe Werte:** Vitamin-B12-Mangel, Folsäure-Mangel, Darmerkrankungen, hoher Alkoholkonsum, einseitige Ernährung, Med. wie Methotrexat	
MCHC	Mittlere korpuskuläres Hämoglobin-konzentration	Durchschnittliche (mittlere korpuskuläre) Hämoglobinkonzentration der roten Blutkörperchen / Erythrozyten	32 - 36 g/dl	32 - 36 g/dl	Eisenmangel, schwere Anämie	Starke Dehydrierung
MCV	Mittleres korpuskuläres Volumen	Durchschnittliches Volumen der roten Blutkörperchen (Erythrozyten)	80 – 96 fl	80 – 96 fl	Eisenmangel, schwere Anämie, Kupfer od. Vit. B6 Mangel, Tumor Erkrankungen	Folsäure Mangel, Vit. B12 Mangel, Leberzirrhose, hoher Alkoholkonsum
Mg	Magnesium	Essentielles Elektrolyt! Wichtig für Knochen, Zähne, Muskeln und Nerven	0,73 - 1,06 mmol/l **oder** 1,8–2,6 g/dl	0,77 - 1,03 mmol/l **oder** 1,9–2,5 g/dl	Chron. Durchfall, Mangelernährung, stark. Schwitzen, Diuretika, Schilddrüsenüberfunktion, Pankreatitis	Nierenschwäche, erhöhte Einnahme von Magnesium
Na	Natrium	Elektrolyt des Körpers, reguliert „mit" den Wasser- und Säure-Basen-Haushalts	135-145 mmol/l	135-145 mmol/l	Niereninsuffizienz, Herzinsuffizienz, Leberzirrhose, Schilddrüsenunterfunktion	Zu wenig Flüssigkeitszufuhr, oder zu hohem Verlust (bei Fieber, starkem Schwitzen, Erbrechen, Durchfall), Diuretika
PCT	Procalcitonin	Sensitiver Marker für schwere bakterielle Infektionskrankheiten (z.B. Sepsis und SIRS).Wert steigt innerhalb 6 Stunden an	<0,10 ng/mL	<0,10 ng/mL		Blutvergiftung (Sepsis), große Traumata, Verbrennungen, postoperativ, kleinzell. Bronchial CA, kardiogener Schock
PHOS	Phosphat	80% als organisches Phosphat in Knochen & Zähnen. 20% als DNA Bestandteil & Puffersubstanz im Rahmen des Säure-Base-Haushalts	2,6 - 4,5 mg/dl **oder** 0,84 - 1,45 mmol/l	2,6 - 4,5 mg/dl **oder** 0,84 - 1,45 mmol/l	Vitamin-D-Mangel, Überfunktion der Nebenschilddrüsen, Darmresorptionsstörung, Niereninsuffizienz (tubulär), Magensäurereduzierende Medikamente	Nierenfunktionsstör., Knochentumore u. Metastasen, Akromegalie, Laktatazidose, Vitamin-D-Überdosierung, Hämolyse
PSA	Prostata-spezifisches Antigen	Eiweiß, das in der Prostata produziert wird	**40 bis 50** Jahre < 2,00 µg/l **50 bis 60** Jahre < 3,10 µg/l **60 bis 70** Jahre < 4,10 µg/l **über 70** Jahre < 4,40 µg/l		Sind normal, aber sehr niedrige Werte können auf eine gutartige Prostatavergrößerung oder andere Prostataerkrank. hinweisen	Gutartige Prostatavergrößerung, Prostatakarzinom, Reizung der Prostata (z.B. nach Tastuntersuchung)
PTT	Partial-Thrombo-plastinzeit	Zeigt Veränderungen der Blutgerinnung	26 - 36 Sekunden	26 - 36 Sekunden		Thromboseprophylaxe mit Heparin, bestimmte Med., Hämophilie, Fibrinogen Mangel
QUICK	Quick-Wert	Blutgerinnung (Funktionsleistung der Gerinnung)	70 - 130%	70 - 130%	Vitamin-K-Mangel, Lebererkrankungen, best. Medikamente (Blutverdünner)	
TG	Triglyceride	Fettstoffwechsel, Energieträger	<150 mg/dl **oder** 1,7 mmol/l	<150 mg/dl **oder** 1,7 mmol/l	Mangelernährung, Schilddrüsenüberfunktion, Cholesterinsenker	Diabetes mell., Übergewicht, Nierenerkrank., Schilddrüsenunterfunktion, hoher Alkoholkonsum
Tn	Troponin	Eiweiß, das in Muskeln vorkommt und bei Schädigung des Herzmuskels freigesetzt wird	<0,4 µg/L (bei Verdacht auf Myokardinfarkt >2,3 µg/L)	<0,4 µg/L (bei Verdacht auf Myokardinfarkt >2,3 µg/L)	**Troponin T-Erhöhung:** Herzinfarkt (nach ca. 3-8h), Herzinsuffizienz, Herzrhythmusstörungen, Myokarditis, Lungenembolie, Niereninsuffizienz, Apoplex	
TP oder EW	Gesamteiweiß (Totalprotein)	Gibt die Konzentration aller Proteine im Blut an	6,5 - 8,5 g/dl **oder** 65 - 85 g/l	6,5 - 8,5 g/dl **oder** 65 - 85 g/l	Lebererkrankungen, Proteeinmangelernährung, Proteinverlust über Niere, Darm oder Haut; Verbrennungen	Tumore, schwere Dehydration, bei erhöhtem Hämatokrit (Hkt), chron. entzündliche Erkrankungen
TRF od. TF	Transferrin	Eisentransport	200-360 mg/dl **oder** 2,0 - 3,6 g/l	200-360 mg/dl **oder** 2,0 - 3,6 g/l	Akute od. chron. Entzünd., Leberzirrhose, Krebserkrank., Nierenerkrankungen	Eisenmangel, Schwangerschaft

Abk.	Blutwert	Funktion	Normalwert (Männer)	Normalwert (Frauen)	Wann werden zu niedrige Werte gemessen?	Wann werden erhöh Werte gemessen?
TRHO	Thrombozyten	Blutgerinnung, werden im Knochenmark gebildet	150 - 400 /nl **oder** 150.000 - 400.000 /ul	150 - 400 /nl **oder** 150.000 - 400.000 /ul	Leukämie, Milzvergrößerung, Leberzirrhose, Alkoholabusus, Virushepatitis, HIT, Vit. B12 od. Folsäuremangel, Autoimmunerkrank., Blutverlust, Verbrauchskoagulopathien, best. Med.	Entzündungen, Knochenmarkstumo Tumorerkrankunge Entfernung der Milz, große Blutverluste, Entbindung, Infektionen, Eisenmangel
TSH	Thyreoidea stimulierendes Hormon	Stimuliert die Schilddrüse zur Produktion von Hormonen und wird in der Hirnanhangsdrüse produziert	0,27-4,20 mU/l	0,27-4,20 mU/l	Schilddrüsenüberfunktion, Morbus Basedow, Struma (Schilddrüsenvergrößerung durch Jodmangel), Krebserkrankung der Schilddrüse	Schilddrüsenunterfunktion, Immunkrar heit (Hashimoto-Th reoiditis), Med. geg Depressionen
freies **T3** oder **(fT3)**	Freies Trijodthyronin	Wird von der Schilddrüse produziert, stimuliert bestimmte Stoffwechselvorgänge	2,2 - 4,7 ng/l **oder** 3,4 - 7,2 pmol/l	2,2 - 4,7 ng/l **oder** 3,4 - 7,2 pmol/l	Schilddrüsenunterfunktion, medikamentöse Langzeitbehandlung mit Thyreostatika, Jodmangel, auch bei Lebererkrankungen, best. Medikamente (z.B. Corticosteroiden, Amiodaron), Kohlenhydratentzug durch Fasten	Schilddrüsenüberfunktion, triiodthyroninhaltige Hormonpräparate, Schilddr senkrebs, Morbus Basedow
freies **T4** oder **(fT4)**	Freies Thyroxin	Wird von der Schilddrüse produziert, stimuliert bestimmte Stoffwechselvorgänge	0,73 - 1,95g/dl **oder** 9,4-25,1pmol/l	0,73 - 1,95g/dl **oder** 9,4-25,1pmol/l	Schilddrüsenunterfunktion, thyreostatische Behandlung, extremer Jodmangel, angeborene Formen, sekundäre (hypophysäre) Hypothyreose	Schilddrüsenüberfunktion, Morbus Basedow, Schilddrüsenkrebs, jodhaltige Med., autonomes Adenom

Kleines Blutbild

Abk.	Blutwert
Ery	Erythrozyten
Hb	Hämoglobin
Hkt	Hämatokrit
Leuk	Leukozyten
MCH	MCH
MCHC	MCHC
MCV	MCV
THRO	Thrombozyten

Schilddrüsenhormone

Abk.	Blutwert
T3	Trijodthyronin
T4	Thyroxin
TSH	Thyroidea-stimulierendes Hormon

Großes Blutbild

(= kleines Blutbild plus nachfolgende Werte)

Abk.	Blutwert
STAB	Stabkernige neutrophile **Granulozyten**
SEG	Segmentkernige neutrophile **Granulozyten**
BASO	Basophile **Granulozyten**
EOS	Eosinophile **Granulozyten**
MON	Monozyten
LYM	Lymphozyten

Blutsenkungsgeschwindigkeit (BSG)

(unspezifischer Wert für entzündliche Erkrank.)

M=Mann / **F**=Frau

(**M**) (<50 Jahre) nach 1h	<15 mm
(**M**) (>50 Jahre) nach 1h	<20 mm
(**F**) (<50 Jahre) nach 1h	<20 mm
(**F**) (>50 Jahre) nach 1h	<30 mm

Tumormarker - Diagnostik bei Tumoren

Erkrankung	Laborparameter
Bronchial-Ca	NSE, CEA, SCC (bei Plattenepithe CYFRA 21-1, CA 15-3
Colorektales Karzinom	CEA, TPS, CA 19-9
Endometrium-Ca	CEA, CA 125, CA15-3
Gallengang-Ca	CEA, CA19-9
Harnblasen-Ca	CEA, TPS, CYFRA 21-1
Leberzell-Ca	AFP
Lungen-Ca -kleinzellig-	NSE, ProGRP, CYFRA 21-1
Lungen-Ca -nichtkleinzellig-	CEA, SCC, CYFRA 21-1
Magen-Ca	CEA, CA 19-9, CA 72-4
Mamma-Ca	CEA, TPS, CA 15-3, CA 125 BRC Gendiagnostik, HER-2/neu
Nieren-Ca	CEA, NSE
Ösophagus-Ca (Plattenepithel)	CEA, SCC, CA 19-9
Osteosarkom	AP, CEA
Ovarial-Ca	CEA, TPS, CA 125, CA 72-4
Pankreas-Ca	CEA, CA 19-9, CA 125
Plattenepithel-Ca (Cervix-, Portio-)	CEA, CYFRA 21-1, CA 125, SCC
Prostata-Ca	PSA, CEA, PAP, TPS
Uterus-Ca (Histologie unbekannt)	CEA, CA 125, CA 15-3, SCC

Abk.	Blutwert	Funktion	Normalwert (Männer)	Normalwert (Frauen)	Wann werden zu niedrige Werte gemessen?	Wann werden erhöh Werte gemessen?
HS	Harnsäure	Abbauprodukt des Stoffwechsel, entsteht beim Abbau von Purinen	< 416 µmol/l **oder** < 7 mg/dl	< 357 µmol/l **oder** < 6 mg/dl	**Zu niedrige Werte:** Purin-Stoffwechsel Störung, Lebererkrankungen, bei überdosierten Harnsäure senkenden Medikamenten, wie z.B. Alloperinol **Zu hohe Werte:** Nierenfunktionsstörungen, Nierensteine, Schilddrüsenüberfunktion, Krebser krankungen & Therapie, purinreiche Ernährung (Fleisch, Innereien), fruktosehaltige Getränke, erhöht. Alkoholkonsum, hoher Medikamenten Konsum, Heilfasten	
IgA	Immun-globulin **A**	Erkennt & wehrt Krankheitserreger ab	70-400 mg/dl **oder** 0,70 g/l - 4,0 g/l	70-400 mg/dl **oder** 0,70 g/l - 4,0 g/l	Nierenerkrankungen, IgA-Antikörpermangel-syndrom	Leberzirrhose, erhöh Alkoholkonsum, akut Infektionen, Autoim-munerkrankung
IgE	Immun-globulin **E**	Ist bei der Manifesta-tion von Allergien wesentlich beteiligt, Abwehr von Parasiten	100 U/ml **oder** 240 µg/l	100 U/ml **oder** 240 µg/l	**Zu niedrige Werte:** Können auf eine Nierenerkrankung hinweisen **Zu hohe Werte:** Allergie, Heuschnupfen, Asthma Neurodermitis, Rheumatoide Arthritis, Plasmozy-tom, EBV-Infekt., Verbrennungen, Parasitenbefa	
IgG	Immun-globulin **G**	Erkennt & wehrt Krankheitserreger ab	650-1600 g/dl **oder** 6,5 - 16 g/l	650-1600 g/dl **oder** 6,5 - 16 g/l	Nierenerkrankung, Leukämie, Proteinverlust	akute u. chron. Infek-tionen, Leberzirrhose Hepatitis, Multiple Sklerose
IgM	Immun-globulin **M**	Antikörper, wird als erstes bei Kontakt mit Krankheitserreger gebildet. (Langzeit-Immunität)	40-230 mg/dl **oder** 0,40 - 2,30g/l	40-230 mg/dl **oder** 0,40 - 2,30g/l	**Zu niedrige Werte:** spezielle Tumore wie Morbu Hodgkin, nephrotisches Syndrom, erhöhte Aus-scheidung von Eiweiß durch Darm und Niere **Zu hohe Werte:** akute Infektionen, Leberzirrhose (wenn mit IgA erhöht), Gallenwegserkrank. (wen alleine erhöht), Autoimmunerkrankung, bösartige Knochenerkrankungen, Morbus Waldenström	
INR	**I**nternational **N**ormalized **R**atio	Maß für die Gerinnungszeit des Blutes	0,85 - 1,15	0,85 - 1,15	Antibiotika (z.B. Penicillin)	Medikamente, Gerin nungsstörungen, Vit K Mangel, Leberer-krankungen
K	Kalium	Elektrolythaushalt, Nerven- und Muskelaktivitäten	3,5 - 5,1 mmol/l	3,5 - 5,1 mmol/l	**Zu niedrige Werte:** Diuretika, Abführmittel, hohe Flüssigkeitsverlust, Leukämie, Morbus Cushing **Zu hohe Werte:** Nierenerkrankung, Tumore, Azidose, Insulinmangel, ACE-Hemmer, kaliumsparende Diuretika, Zytostatika, Antibiotik	
LDH	Laktat-dehydro-genase	Zellstoffwechsel, Hinweis auf einen Zellschaden	< 248 U/l	< 247 U/l	**Zu niedrige Werte:** Herzinfarkt, Myokarditis, Darminfarkt, Hepatitis, Leberkrebs, Hämolyse, Lungenembolie, Lungenkrebs, bestimmte Med.	
LDL	LDL-Cholesterin	„Schlechtes" Cholesterin, wird in der Leber gebildet	<160 mg/dl **oder** 4.2 mmol/l	<160 mg/dl **oder** 4.2 mmol/l	**Zu hohe Werte:** Fettreiche Nahrung an tierische Quellen, Bewegungsmangel, Nierenerkrankunge Diabetes m., Übergewicht, Schilddrüsenunterfunk tion, Betablocker, Androgene Steroidhormone, Glukokortikoide, Wassertabletten	
Leuk	Leukozyten	Weiße Blutkörper-chen, Bestandteil der Immunabwehr	4 - 10 G/L **oder** 4.000–10.000 Zellen/µl	4 - 10 G/L **oder** 4.000–10.000 Zellen/µl	Virusinfekte, Pilzinfektio-nen, Blutbildungsstörung-en, best. Autoimmunkrank-heiten, Krebserkrankungen, Leukämie, Krankheiten des Knochenmarks, Milz-vergröß., bestimmte Med.	Bakterielle Infektio-nen, Krebserkrank., Entzündungen, best Med.(z.B. Cortison), rauchen, Stress, Leu kämie, Myelofibrose
LIP	Lipase	Fett verdauendes Enzym, wird in der Bauchspeicheldrüse gebildet	30 - 60 U/l	30 - 60 U/l	**Zu niedrige Werte:** Nach chron. od. akuter Bauc speicheldrüsenentzündung, Mukoviszidose (Sto wechselerkrankung) **Zu hohe Werte:** Pankreatitis, Pankreastumore, Gallen-Steine/Entzündung, Magengeschwüre, Niereninsuffizienz., Lebererkrankungen, bestimm te Medikamente, nach einer ERCP Untersuchun	
LYM	Lymphozyten	Gehören zu den weißen Blutkörper-chen, Immunabwehr des Körpers	1.2 - 3.5 G/L	1.2 - 3.5 G/L	Strahlentherapie, best. Med., Autoimmunkrankheit., Krebs, Multiple Sklerose, Zöliakie, Cushing-Syndrom, Eiweiß-mangelernährung, AIDS	Virale und bakteriell Infektionen, bestimm te Krebsarten wie Leukämie, Lympho-me...
RF	Rheuma-faktor	Autoantikörper, die eine Autoimmuner-krankung auslösen können; greift körpereigenes Gewebe an	<14 IU/ml ***normal*** 14-25 IU/ml ***leicht erhöht*** >15 IU/ml ***stark erhöht***	<14 IU/ml ***normal*** 14-25 IU/ml ***leicht erhöht*** >15 IU/ml ***stark erhöht***		Rheumatoide Arthrit Sjögren-Syndrom, Lupus erythematode Polymyositis, Sklero dermie, bakt. u. virale Entzünd., Leberer-krankungen...

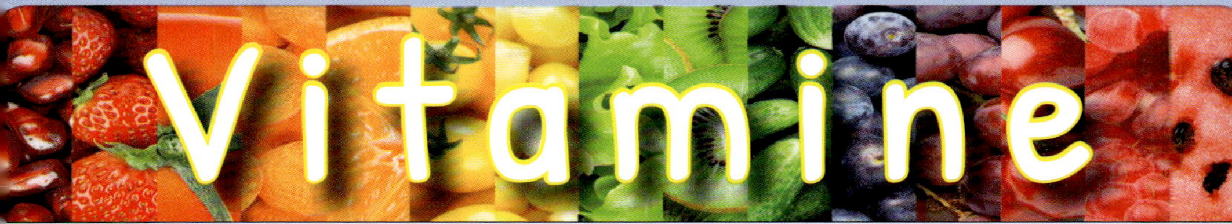

Virkstoff	Vitamin	Wichtig für:	Tagesbedarf Erw.	Kommt z.B. in diesen Nahrungsmitteln vor:	Mangelerscheinungen
Retinol	Vitamin **A**	Wachstum, Sehkraft, Immunsystem, wirkt antioxidativ	**M**änner 1,0mg **F**rauen 0,8mg ***fettlöslich***	Tierische Lebensmittel wie Leber, Fisch, Käse, Milch, Eigelb, Fette (z.B. Butter)	Sehstörungen, trockene o. schuppige Haut, Brüchige Nägel, Infektionen, Hörstörungen, Durchfall, Schwindel u. Übelkeit, Beeinträchtigung d. Geruchs- und Geschmackssinns, Appetitlosigkeit
hiamin	Vitamin **B1**	Energiestoffwechsel, Nervensystem, trägt zu einer normalen Herzfunktion bei	**M**änner 1,2mg **F**rauen 1,0mg ***wasserlöslich***	Vollkornprodukte, Haferflocken, Weizenkeime, Sonnenblumenkerne, Erdnüsse, Pinienkerne, Hülsenfrüchte wie Erbsen, Mungobohnen, Schweinefleisch	Herz-Kreislauf-Erkrankungen, Nervensystem Störungen, Muskelschwäche, Hautkribbeln, Gangstörungen, Müdigkeit, Übelkeit, Kopfschmerzen, Beri-Beri Erkrankung, Korsakow-Syndrom
iboflavin	Vitamin **B2**	Zellfunktion, Wachstum und Entwicklung, trägt zur Entgiftung bei	**M**änner 1,4mg **F**rauen 1,1mg ***wasserlöslich***	Innereien wie Leber, Hefe, Getreidekeime, bestimmte Käsesorten, Milch u. Milchprodukte, Vollkornprodukte, Fleisch, Fisch	Hautrisse a.d. Mundwinkeln, Entzündung der Mundschleimhaut / Zunge, Schleimhautentzündungen, Bindehautentzündung, Linsentrübung
yridoxin	Vitamin **B6**	Stoffwechsel, Hormonhaushalt, Nervensystem, Immunsystem, Schutz vor Krebs	**M**änner 1,5mg **F**rauen 1,2mg ***wasserlöslich***	Huhn, Fisch, Schweinefleisch, Leber, Nüsse, Vollkorngetreide, Kartoffeln, Hülsenfrüchte, Kohl, grüne Bohnen, Karotten, Bananen	Hautrisse a.d. Mundwinkeln, Akne, Lichtempfindlichkeit, Durchfall, Erbrechen, Müdigkeit, Infektanfälligkeit, Anämie, Leber- u. Nervensystem Störungen, Verwirrtheit
obalamin	Vitamin **B12**	Blutbildung, DNA Bildung, Nervensystem, Energiestoffwechsel, hilft bei Schlafstörung, Alzheimer-Prävention, baut tox. Homocystein ab	4µg ***wasserlöslich***	Tierische Lebensmittel wie Leber, Muskelfleisch, Fisch, Milch, Milchprodukte, Käse und Eier	Blutarmut (Anämie), Nervenschädigungen, Gefühlsverlust (z.B. Hände & Füße), Muskelschwäche, Gedächtnisprobleme <u>ACHTUNG</u> bei Magensäureblocker wie wie z.B. Pantoprazol (gestörte B12 Aufnahme
scorbin-säure	Vitamin **C**	Immunsystem, Bindegewebe, Antioxidans, Gefässschutz	90 - 110mg (Raucher 135 - 155mg) ***wasserlöslich***	Zitrusfrüchte, Grünkohl, Brokkoli, Fenchel, Kartoffel, Kohl, Spinat, schwarze Johannisbeeren, Petersilie	Müdigkeit, Schwäche, Muskelschmerzen, Immunschwäche, Blutungen, Zahnfleisch Entzündungen, verzögerte Wundheilung, Ödeme, Gelenkschmerzen
alciferol	Vitamin **D**	Regelt den Calcium- u. Phosphathaushalt (Knochen u. Zähne), Muskelfunktion, Immunsystem	1.000-8.000IE (je nach Alter + vorliegendem Mangel) ***fettlöslich***	Wird hauptsächlich mit Hilfe d. Sonnenlicht von der Haut produziert - 15-30Min./Tag im Sommer; Fettfische wie Lachs, Hering od. Makrele	Muskelschwäche/Krämpfe, Gliederschmerzen, Haarausfall, Hautprobleme, Kopfschmerzen, Depressionen, Stimmungsschwankungen, Schlafstörungen geschwächtes Immunsystem
ocopherol	Vitamin **E**	Antioxidans, Zellschutz, beugt Arteriosklerose vor, Blutgerinnung	**M**änner 14mg **F**rauen 12mg ***fettlöslich***	Pflanzliche Öle aus Weizenkeim, Sonnenblumen, Maiskeim, Soja od. Rapsöl; Vollkornprodukte, Nüsse	Nervosität oder Reizbarkeit, Muskelschwäche, Erhöhte Infektanfälligkeit, Altersflecken, Müdigkeit, Entzündungen und Wundheilungsstörungen, Herz-Kreislauf-Erkrankungen
hylloch-inon	Vitamin **K**	Blutgerinnung, Knochenaufbau	**M**änner 70µg **F**rauen 60µg ***fettlöslich***	Spinat, Broccoli, Grünkohl, Milch und Milchprodukte, Fleisch, Eier	Blutungen, schnelle Hämatombildung (Blutungen in die Haut), Schleimhautblutungen, gastrointestinale Blutungen

Die Tagesbedarf Werte können je nach Altersstufe und Geschlecht variieren

Blutgase

Laborwert	Normwert
ph (*sagt aus, wie sauer od. alkalisch eine wässrige Lösung ist*)	7,38 - 7,42
P_{O2} (*Sauerstoffpartialdruck = im arteriellen Blut gelöster Sauerstoff*)	75 - 98 mmHg
P_{CO2} (*Kohlendioxidpartialdruck = im arteriellen Blut gelöstes Kohlendioxid*)	35 - 45 mmHg
HCO_3 (*Bicarbonat = Puffersystem, das wesentlich zur Konstanz d. pH-Werts beiträgt*)	20 - 28 mmol/l

Laborwert	Normwert
BE (*Basenüberschuss / Base excess = sagt etwas über stoffwechselbedingte Störungen im Säure-Basen-Haushalt aus*)	-3 bis +3 mmol/l
S_{O2} (*gibt den prozentualen Sauerstoffgehalt im Blut an*)	90 - 96%
Laktat (*dient der Erkennung von Sauerstoffmangel in Geweben*)	0,5 - 2,2 mmol/l

Umkehrsuche

Blutwert / Abkürzung

Blutwert	Abk.
Albumin	ALB
Alkalische Phosphatase	AP
Amylase	AMY
Aspartat-Aminotransferase	ASAT / AST / GOT
Bilirubin direkt	DBIL
Bilirubin gesamt	BIL
Blutzucker	BZ
Carcinoembryonales Antigen	CEA
Chlorid	Cl
Cholesterin (gesamt)	CHOL
Cholinesterase	CHE
C-reaktives Protein	CRP
Eisen	Fe
Erythrozyten	Ery
Fibrinogen	FIB
Gamma GT	GGT
Gesamteiweiß (Totalprotein)	EW
Glukose	GLU
Hämatokrit	Hkt
Hämoglobin	Hb
Harnsäure	HS
Harnstoff	BUN
HDL-Cholesterin	HDL
Immunglobulin A	IgA
Immunglobulin E	IgE
Immunglobulin G	IgG
Immunglobulin M	IgM
International Normalized Ratio	INR

Blutwert / Abkürzung

Blutwert	Abk.
Kalium	K
Kalzium (Calcium)	Ca
Kreatinin	CREA / KREA
Kreatinkinase	CK
Kreatinkinase-MB	CK-MB
Laktatdehydrogenase	LDH
LDL-Cholesterin	LDL
Leukozyten	Leuk
Lipase	LIP
Lymphozyten	LYM
Magnesium	Mg
Natrium	Na
Partial-Thromboplastinzeit	PTT
Phosphat	PHOS
Procalcitonin	PCT
Prostata spezifisches Antigen	PSA
Rheumafaktor	RF
Thrombozyten	TRHO
Thyreoidea stimulierendes Hormon	TSH
Thyroxin (freies)	T4 (fT4)
Totalprotein (Gesamteiweiß)	TP
Transferrin	TF / TRF
Triglyceride	TG
Trijodthyronin (freies)	T3 (fT3)
Troponin	Tn

Abk.	Blutwert	Funktion	Normalwert (Männer)	Normalwert (Frauen)	Wann werden zu niedrige Werte gemessen?	Wann werden erhöhte Werte gemessen?
CK	Kreatinkinase	Enzym, das im Muskel u. Gehirn chem. Reaktionen steuert	<170 U/l	<145 U/l	**Zu hohe Werte:** Muskelschäden, Herzinfarkt (CK-MB erhöht), Muskelkater, Operationen, Injektion in den Muskel, epileptische Anfälle	
CK-MB	Kreatin-kinase-MB	Herzmuskel zugehörig	0 - 6 ng/mL **altern.** 5 bis 25 U/l	0 - 6 ng/mL **altern.** 5 bis 25 U/l	**Zu hohe Werte:** Herzinfarkt (erhöht 3-12 Std. nach einem Herzinfarkt), Muskelverletzungen, Niereninsuffizienz, chron. Alkoholabusus, Schilddrüsenfunktionsstörungen	
CREA *oder* KREA	Kreatinin	Abbauprodukt des Kreatin (Muskelstoff), Beurteilung der Nierenfunktion	<1,3 mg/dl **Männer >50** **=** 0,81–1,44 mg/dl	<1,1 mg/dl	**Zu hohe Werte:** Nierenerkrankungen/Versagen, längere Einnahme von Schmerzmittel oder Antibiotika, Flüssigkeits-Mangel, Diabetes mellitus	
CRP	C-reaktives Protein	Marker für Entzündungen, steigt am stärksten bei bakteriellen Infektionen an	< 5 mg/l	< 5 mg/l	**Leicht erhöht (10-50mg/l)**: leichte Entzündungen, [illegible]en, erhöhter Alkohol-[illegible]sum, bestimmte Med., Stress, körp. Anstrengung **Er[illegible]öht (50-100mg/l)**: [illegible]e Entzündungen, [illegible]infarkt, Tumor	**Stark erhöht (>100mg/l)**: Pneumonie, Sepsis, Pankreatitis, Meningitis, schwere bakterielle Infektionen, eitrige Abszesse, Geschwüre, Rheuma
DBIL	Bilirubin direkt	Leberfunktion, Gallenfluss	<0,3 mg/dl **oder** 5.13 µmol/l	<0,3 mg/dl **oder** 5.13 µmol/l	[illegible] **[illegible]ohe Werte:** Lebererkrankungen (Hepatitis, [illegible]eber, Leberzirrhose), Gallengangsstenose / [illegible]ne / Tumore, Pankreaskopf Tumor, Medikamente	
Ery	Erythrozyten (*bestehen zu 90% aus Hämoglobin*)	Rote Blutkörperchen, transportieren Sauerstoff zu den Zellen und nehmen dort Kohlendioxid auf, was i. d. Lunge wieder abgeatmet wird	4,5 - 5,9 Mio/µl	4,1 - 5,2 Mio/µl	Übermäßige Flüssigkeitszufuhr, Eisenmangel, Vit. B12 / Folsäure Mangel, großer Blutverlust, Anämie, Tumore, Infektionen	Flüssigkeitsmangel (stark. Verlust über Darm, Niere, Haut); Lungenentzündung, Sauerstoffmangel, Rauchen, Tumore
Fe	Eisen	Sauerstofftransport, Bestandteil des Hämoglobin	35 - 160 µg/dl **oder** 6,3–29 µmol/l	35 - 160 µg/dl **oder** 6,3–29 µmol/l	Anämie, Blutverlust, Mangelernährung, Infekt, Tumore, Verdauungsstörungen	Hämochromatose, akute Hepatitis, viele Bluttransfusionen
FIB	Fibrinogen	Blutgerinnung, Gerinnungseiweiß	150 - 450 mg/dl	150 - 450 mg/dl	Blutungen, Hepatitis, Leberzirrhose, nach Herzinfarkt, Schockzustand	Infektionen, Entzündungen, Verbrennungen, Operation, Tumor, Niereninsuff.
GGT	Gamma GT	Leberenzym (Marker für Leber- u. Gallenerkrankungen)	<55 U/l	<40 U/l	**Zu hohe Werte:** Alkoholkonsum, bestimmte Med., Lebererkrankungen, Gallestau, Entzündung der Gallenwege, Pankreatitis	
GLU	Glukose	Energieversorgung der Zellen	70-100 mg/dl (**nüchtern**) <140 mg/dl (**2 Std. nach dem Essen**)	70-100 mg/dl (**nüchtern**) <140 mg/dl (**2 Std. nach dem Essen**)	z.B. Folgen einer Diabetes Behandlung (Überdos. v. Insulin), Lebererkrankung, Bauchspeicheldrüsen-Erkrankungen	Diabetes, Pankreatitis, Pankreas Tumor, Tumor der Nebenniere
GOT *eu ASAT/ AST*)	Aspartat-Aminotrans-ferase	Enzym, das den Stoffwechsel der Aminosäuren beschleunigt	10 - 50 U/l	10 - 35 U/l		Hepatitis, Leberzirrhose, Leberkrebs, Herzinfarkt (Anstieg nach 16-48 Std.)
Hb	Hämoglobin	Sauerstofftransport (Farbstoff der roten Blutkörperchen „Erythrozyten“)	14 - 18 g/dl **oder** 8,7-11,2 mmol/l	12 - 16 g/dl **oder** 7,5-9,9 mmol/l	Eisenmangel, Vitamin B12 Mangel, Folsäuremangel, Überwässerung, Erkrankung des Darm oder der Nieren	Wasserverlust, Medikamente, Raucher, best. Lungenerkrank. Störungen/Tumor im Knochenmark
HDL	HDL-Cholesterin (*Gegenspieler des LDL-Cholesterin*)	„**Gutes**“ Cholesterin, entfernt überschüss. Cholest. aus d. Blut (Schutzwirkung vor Gefäßverkalkung)	>40 mg/dl **oder** >1,0 mmol/l	>45 mg/dl **oder** >1,3 mmol/l	Rauchen, Übergewicht, Bewegungsmangel, Fettstoffwechselstörung., Diabetes mellitus	Keine Krankheitsrelevanz. **Je höher, desto besser!**
Hkt	Hämatokrit	Zeigt den Anteil fester Blutbestandteile im Gesamtblutvolumen	36 - 48%	35 - 45%	Überwässerung, Anämie (Blutarmut), Blutungen, Eisen/B12/Folsäure Mangel	Flüssigkeitsmangel, Hämochromatose